l'architecture de l'extrémité inférieure DU FÉMUR

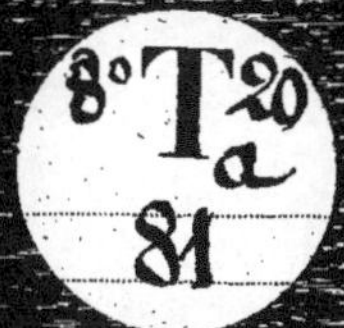

CONTRIBUTION A L'ÉTUDE

DE

L'architecture de l'extrémité inférieure DU FÉMUR

Dr G. CHARRY

CONTRIBUTION A L'ÉTUDE

DE

l'architecture de l'extrémité inférieure DU FÉMUR

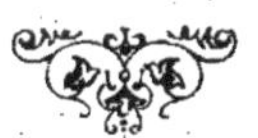

TOULOUSE
LIBRAIRIE-MARQUESTE
E.-H. GUITARD, éditeur
7, RUE OZENNE, 7

1922

A NOTRE MÈRE

En témoignage de notre profonde affection.

A NOTRE PÈRE

Dont l'affection et la bonté ne s'est jamais départie et à qui nous devons beaucoup.

A NOTRE FRÈRE

A qui nous devons l'observation des faits qui ont inspiré notre travail.

A NOTRE FEMME

Dont l'affection et la tendresse ont été d'un grand soutien.

A NOS AMIS

A MONSIEUR LE PROFESSEUR SERR

En témoignage de ma sympathie.

A MONSIEUR LE DOCTEUR JACOTOT

Dont les radiographies si précieuses ont facilité notre tâche.

A MON JURY DE THÈSE

A MONSIEUR LE PROFESSEUR MARIE

Professeur de physique.

A l'obligeance duquel nous devons les clichés d'étude de notre thèse.

A MONSIEUR LE PROFESSEUR VALLOIS

Professeur d'anatomie.

Sincères remerciements.

A MONSIEUR LE PROFESSEUR AGRÉGÉ GORSE

Chargé du cours de médecine opératoire,
Chevalier de la Légion d'honneur,
Croix de guerre.

En témoignage de notre reconnaissance.

A MES MAITRES DE LA FACULTÉ ET DE L'HOPITAL

A MON MAITRE ET PRÉSIDENT DE THÈSE

MONSIEUR LE PROFESSEUR DIEULAFÉ

Agrégé d'anatomie.

Qui nous a fait l'honneur de nous confier cette étude d'anatomie et qui a bien voulu accepter la présidence de notre thèse.

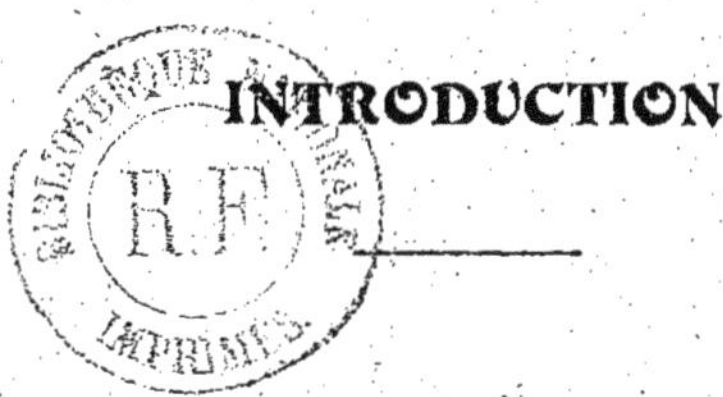

INTRODUCTION

La complexité et la diversité des traits de fracture intéressant l'extrémité inférieure du fémur nous ont incité à rechercher des explications pathogéniques de ces lésions dans l'agencement architectural de cet os. Nous avons été amené plus facilement à cette idée, par l'attenton que prête M. le professeur DIEULAFÉ aux études d'architecture osseuse par la méthode des radiographies appliquées à des coupes osseuses sériées.

De cette considération basée sur le désir de trouver le secret d'une anatomie pathologique créé par les traumatismes divers, est né pour nous le désir d'établir la formule anatomique qui résume en quelques traits les éléments de résistance de la région diaphyso épiphysaire inférieure du fémur.

Cette question est loin d'être neuve, mais nous croyons intéressant de rapporter le résultat de nos recherches comme suit : celles des chercheurs qui nous ont précédés quant aux faits à ceux répandus dans la littérature chirurgicale, à ceux observés par nos maîtres et retrouvés sous forme de radiographies dans la collection du service de M. le professeur MARIE s'ajoutent ceux tirés de la pratique de notre père ; à son expérience nous devons tant d'enseignements que là seulement, nous aurions un motif à écrire sur un chapitre de chirurgie osseuse.

HISTORIQUE

Cruveiller et Sée, en 1860, semblent ignorer la structure de cette région. « Conformation intérieure : de même que dans les os longs, le fémur est compact à sa partie moyenne et spongieux à ses extrémités, son canal médullaire est le type de tous les canaux du même genre ».

Testut (1) consacre à peine quatre-vingt-dix-neuf lignes à ce chapitre, dans son traité d'anatomie humaine :

« L'épiphyse inférieure du fémur est comme la supérieure, constituée par une mince coque de tissu compact enveloppant une masse centrale de tissu spongieux. Les travées qui la constituent affectent pour la plupart, une direction verticale comme les forces qu'elles ont à supporter, elles sont naturellement d'autant plus courtes, qu'elles sont plus périphériques, d'autant plus longues, qu'elles sont rap-

(1) Testut, t. I, p. 349.

prochées de l'axe de l'os. A ces travées verticales s'ajoutent, au niveau de la surface articulaire des travées à direction horizontale.

Poirier et Charpy et Cunéo (1), semblent n'accorder d'attention qu'aux travées verticales

« Dans l'extrémité inférieure, les lamelles osseunes verticales descendent des parois du cylindre diaphysaire, pour s'implanter normalement sur les surfaces condyliennes. *Leuret* semble préciser (2), mais ne signale pas de fibres horizontales. » D'après Leuret, le tissu spongieux partant de la diaphyse forme un cône central dont le sommet inférieur répond à la forme intercondylienne et aux deux côtés duquel sont placés d'une façon tout à fait indépendante, les systèmes ogivaux des condyles.

Chevrier (3) a montré l'existence à côté des systèmes condyliens ogivaux, auquel il donne le nom de système trabeculaire Trochleo condyliens latéraux d'un système trabeculaire médian ou sutural, dont les travées partent d'un noyau de tissu compact qui occupe le fond de l'échancrure et rayonnent en *tous sens*.

Bourgery et Jacob. « Au tiers supérieur des condyles se remarque, la trace onduleuse en travers

---

(1) Poirier, Charpy et Cunéo, t. I, p. 83.

(2) Tanton. *Nouveau traité de chirurgie* (Le Dentu et Delbet), t. IV, p. 931.

(3) Société Anato., Paris, déc. 1908.

de la soudure de l'épiphyse, de chaque côté sont deux faisceaux de colonnes verticales nées de la substance compacte, l'externe plus haut que l'interne, convergentes vers le milieu de l'épiphyse séparées en haut par un triangle rempli d'un tissu réticulaire léger, elles reparaissent au-dessous de la soudure, mais sans continuité de fibre à fibre et gagnent la surface articulaire des condyles.

Entre ces derniers, au sommet de leur échancrure est un noyau de renforcement formé par de la substance compacte éliminée des fibres qui en irradient dans tous les sens, lient ensemble les deux condyles. Les surfaces articulaires dans l'épaisseur de deux à trois lignes, sont formées d'avéoles circulaires dans une magma osseux, il en est de même des tubérosités dans une faible épaisseur. »

ÉTUDE ANATOMIQUE

A. — MÉTHODE EMPLOYÉE

Nous avons sur de nombreux fémurs fait des coupes frontales, sagittales et horizontales, nous ne nous sommes pas contenter de les traiter par Koh pour rendre les fibres osseuses plus apparentes et tâcher de faire une étude directe (procédé employé par nos prédécesseurs), mais nous les avons fait radiographier, nous avons pris chacune de ses coupes successivement et nous y avons étudié avec soin et sans idées préconçues, les diverses fibres, leur direction et leur groupement, puis nous sommes passés à l'interprétation de ce que nous avons vu et avons essayé de construire en les systématisant, les lignes de force et les zones de faiblesse de cette région du fémur.

Avantages de la méthode. — Par l'étude radiographique des coupes sériées, chaque série correspondant aux directions sagittale, horizontale, on arrive

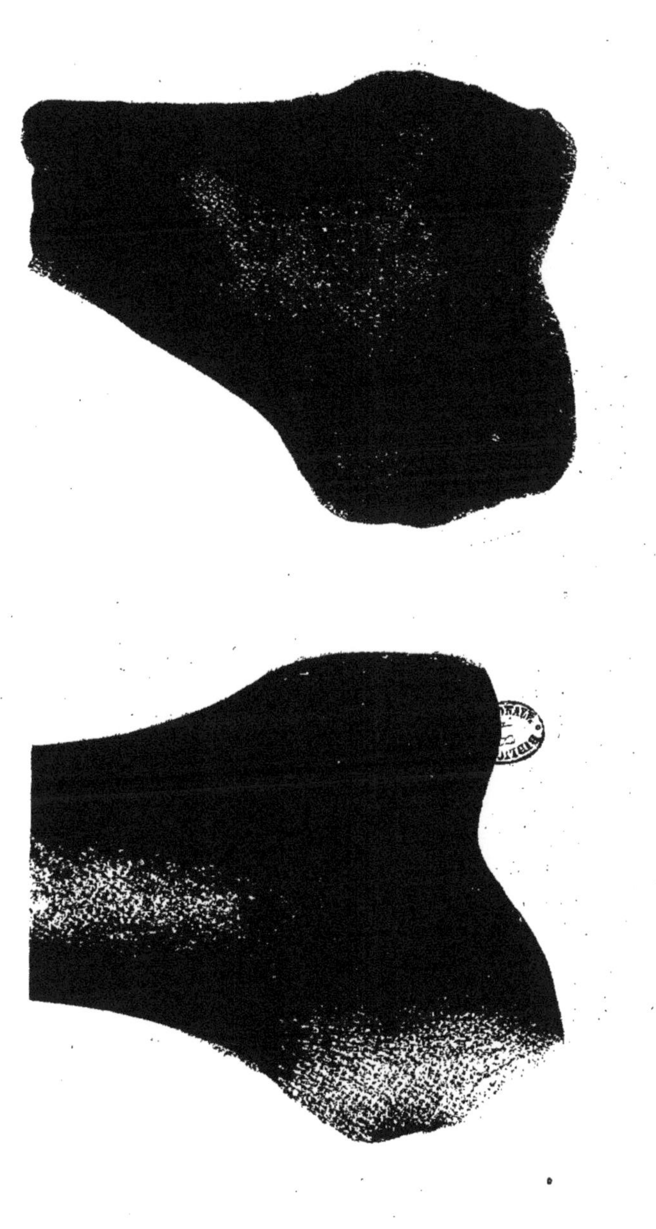

à dissocier les systèmes, les individualiser, les distinguer nettement, éviter de décrire les mêmes familles sous divers noms, selon leurs aspects topographiques. C'est ainsi que nous trouvons certains des systèmes décrits par les auteurs précédents et que nous pouvons concevoir comment ils s'agencent, comment ils se différencient.

Mais par la méthode que nous employons, nous arrivons à fouiller la structure des os et à bien mieux saisir le secret de leur organisation, retrouvant là, des adaptations remarquables de la forme à la fonction.

B. — Étude des coupes.

Coupe verticale et frontale.

Portion antérieure. — Striation verticale, surtout nette sur les parties latérales seulement, elle se continue au niveau du cartilage de conjugaison fibre à fibre, contrairement à l'opinion de Jacob. D'ailleurs, pourquoi ne pas admettre qu'il se passe là, ce qu'il se passe après une ressection du genou, c'est-à-dire, comme le montre une radio, que l'enkylose se fait fibre à fibre, il y aurait là, une sorte d'attirance des fibres pour les fibres que l'on pourrait qualifier de trabeculo-tropisme. En examinant de plus près on voit, la portion externe être formée de fibres verticales bien parallèles à l'axe de la diaphyse fémorale, à noter cependant, que les fibres les plus périphériques décrivent une légère courbe à concavité regardant l'axe, mais elles seules et non les plus centrales, nous les appellerons : portion externe des fibres interne naissent de moins haut sur la diaphyse et ont elles, une direction générale verticale, mais décrivent toutes une courbe à concavité regardant l'axe fémoral et cette courbe est d'autant plus prononcée que les fibres sont plus périphériques, quelques-unes même, celles qui sont nées de la portion diaphysaire la plus basse semblent aller se perdre contre la face latérale du condyle interne comme si elles voulaient en sortir, elles reparaissent d'ailleurs, puis de la face articulaire du condyle interne, comme si elles rentraient à nouveau dans l'os à ce niveau, autrement dit, on à l'impression qu'elles décrivent dans leur ensemble, une demi circonférence dont une portion, la moyenne, aurait été sectionnée suivant une corde soutendant l'arc qu'elles décriraient si le fémur était plus large à ce niveau ; nous les appellerons fibres diaphyso-épiphysaire internes. Entre les deux portions de fibres diaphyso-épiphysaire externes et internes, on voit une zone rempli par du tissu moins compact et d'aspect arvéole, c'est le tissu spongieux bien moins résistant ; à noter à ce niveau dans la zone, sous le cartilage de conjugaison et la zone immédiatement sus-jacent, l'existence de travées verticales hautes de deux cm. environ, dont la partie la plus condensée semble descendre du côté interne du cylindre diaphysaire

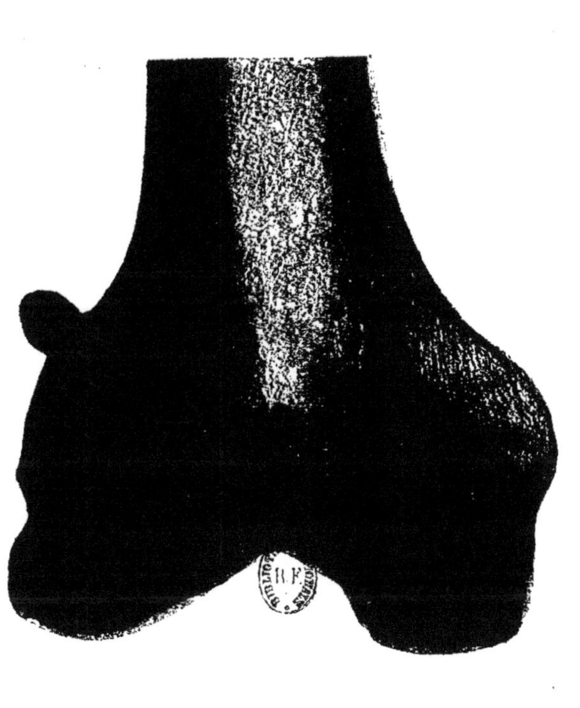

et qui semble se diriger vers la région trochléenne, nous ne faisons que les signaler car nous y reviendrons en étudiant les coupes sagittales. Disons de suite que ce sont des fibres postérieures qui deviennent antérieures et sont ainsi intéressées à ce niveau sur notre coupe (qui est la portion antérieure de la coupe). Enfin, il faut signaler la ligne ondulée du cartilage diaphyso-épiphysaire et surtout un ensemble de fibres à direction grossièrement transversales (1) existant surtout au dessous de la ligne d'union de la diaphyse à l'épiphyse et dont les unes sont nettement horizontales et les autres moins développées sur cette portion de coupe sont disposées en sens radiés, rayonnant autour d'un noyau plus compact qui occuperait le centre inférieur de la région, non pas en tous sens, mais latéralement à la manière de deux éventails à demi ouverts et dont le bord libre serait latéral interne et externe plus marqué du côté interne. Les fibres qui semblent en émaner pour devenir verticales ne lui appartiennent pas en propre, mais sont des fibres venues de la région postérieure de la diaphyse comme nous le verrons ultérieurement, nous donnerons aux premiers, le nom de fibres horizontales épiphysaires, aux deuxièmes, fibres rayonnantes épiphysaires.

---

(1) En effet, sur une radio de M. le Pr Marie, striation très nette, cliché n° 11.639.

Portion postérieure. — Je fais remarquer en passant que si on examine non plus la portion antérieure mais bien postérieure de la coupe vertico-frontale, on voit bien plus nettement les fibres externes et internes verticales de la coupe précédente, en outre, l'espace qui les sépare est plus grand de par l'écartement divergent des condyles d'avant en arrière.

En second lieu, on voit apparaître avec une netteté maxima les fibres transversales rayonnantes épiphysaires du noyau central intercondylien, ce que nous allons voir encore plus nettement sur une coupe transversale perpendiculaire à l'axe du fémur. Mais auparavant, étudions quelques coupes sagittales.

Coupes sagittales.

Sur les quatre coupes qui représentent, deux, le condyle externe et le condyle interne, les deux autres, les portions situées entre les condyles et l'axe du fémur, nous voyons :

Des fibres postérieures : les *plus hautes*, descendant obliquement en avant vers la région supratrochléenne et trochléenne comme pour venir résister au point où s'appui la rotule.

Les *moyennes* descendent plus bas obliquement vers la surface articulaire des condyles.

Les *plus basses* se dirigent nettement vers la partie postérieure des condyles comme pour les ren-

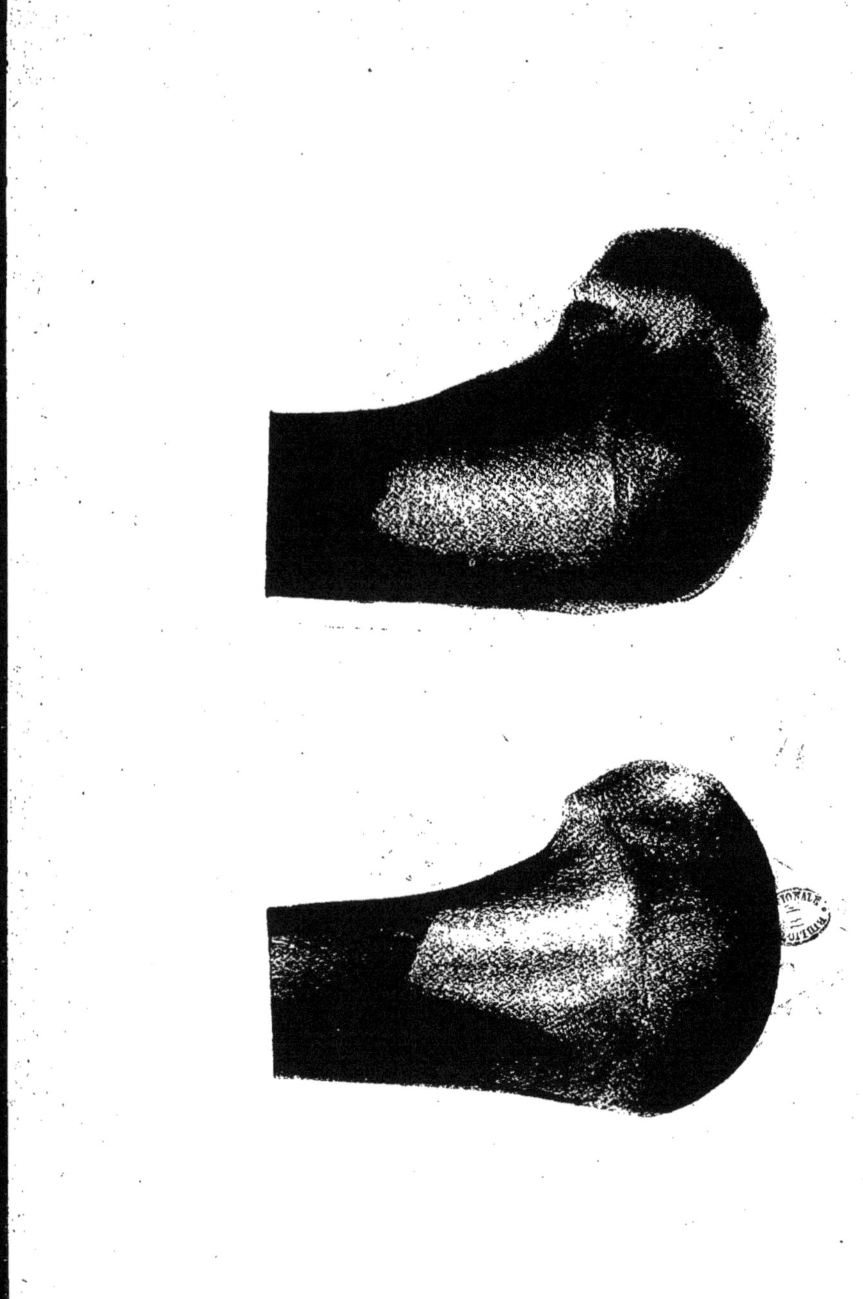

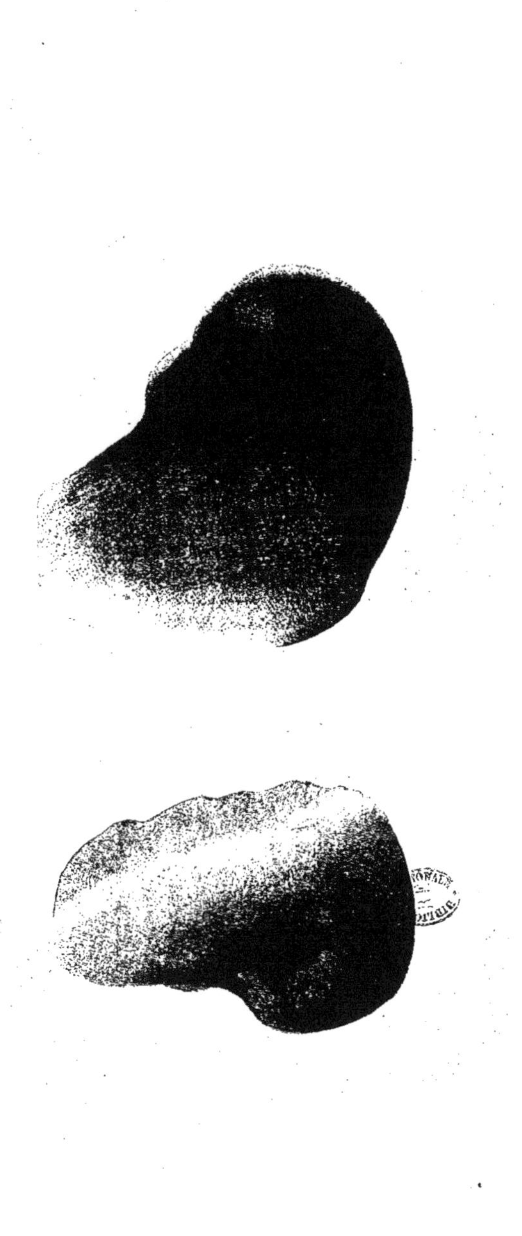

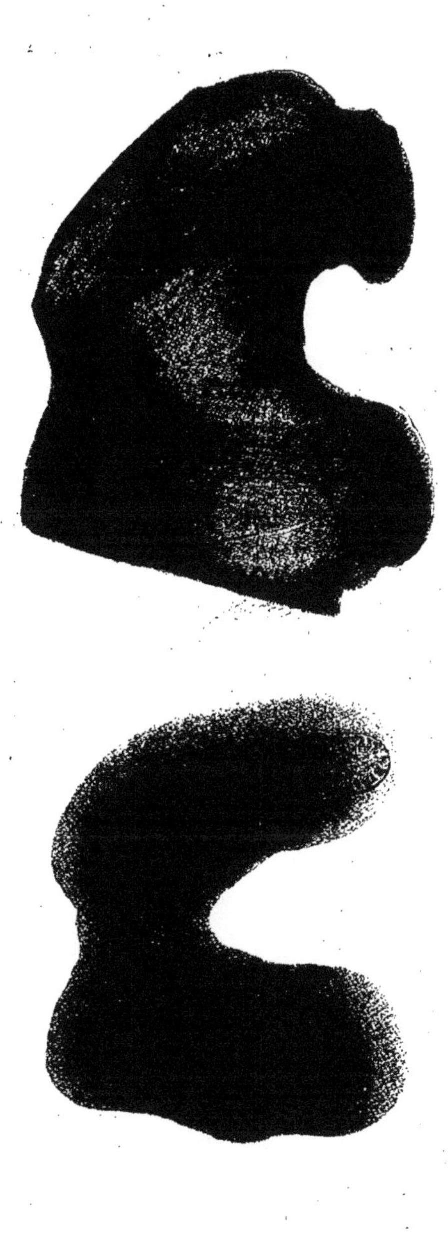

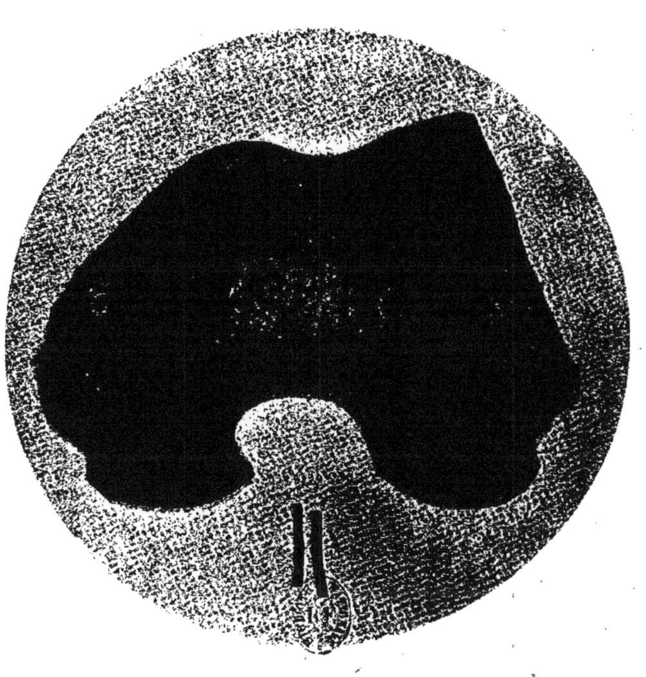

forcer, ces dernières étant plus marquées sur les portions de coupes qui représentent les condyles, on peut admettre aisément qu'elles représentent des fibres diaphysaires postérieures qui descendent dans les condyles en divergeant latéralement au fur et à mesure de leur descente venant renforcer celles qui appartiennent aux régions latérales étudiées plus haut.

En second lieu, nous voyons des fibres antérieures qui les unes restent antérieures et s'incurvent comme pour tapisser longitudinalement la face articulaire des condyles; les autres se dirigent en s'incurvant vers la région post de la diaphyse.

Signalons, enfin, sur les coupes représentant les condyles, des fibres antéro-postérieures; nous les retrouverons plus loin sur des coupes horizontales.

Coupes horizontales.

En effet, on aperçoit sur la plus inférieure des fibres antéro-postérieures légèrement cintrées (plus pour les internes que les externes) occupant les portions externes et internes et qui semblent partir de la surface trochléenne, pour aboutir à la face postérieure des condyles entre les deux groupes : fibres médianes qui, partant de la région médiane trochléenne, n'ont qu'un court trajet antéro-postérieur (elles représentent la section des fibres post-diaphysaire qui se dirigent en convergeant vers la région antérieure trochléenne (sur la coupe, elles sont divergentes d'avant en arrière) et ne présente nullement la disposition inverse décrite par Chevrier.

A la région la plus antérieure de la coupe : fibres transversales n'existant qu'en avant, vers la région des condyles de striation transversale, car les fibres rayonnantes que nous allons trouver sur une coupe horizontale passant plus haut n'occupent pas cette région inférieure des condyles.

Sur la coupe faite 1 cm. plus haut, on voit : Ces menus détails plus marqués, sauf les fibres antérieures transversales qui n'existent presque plus et des fibres postérieures rayonnantes qui, au contraire, apparaissent ici avec leur maximum de netteté.

Pour être plus précis, on voit :

1° Des fibres latérales antéro-postérieures occupant le centre des condyles et n'existant ni contre la face interne ni sur la face externe des condyles;

2° Des fibres médianes antéro-postérieures divergentes très nettes en avant et cessant après un trajet de 1 cm. 1/2 environ, donc n'atteignant pas le noyau de substance compacte intercondylienne. Entre les condyles : un noyau de substance compact intercondylien d'où rayonnent dans les deux condyles, des fibres à concavité postérieure. Ces fibres s'étendent plus en avant dans le condyle interne et d'autre part, n'existent ni à la partie la plus reculée des condyles ni dans la zone intercondylienne comme l'avait cru Chevrier.

Telle est la description la plus exacte des coupes faites par nous et dont les photographies ici reproduites mieux que toute description permettent de saisir.

ÉTUDE SYNTHÉTIQUE ET SYSTÉMATIQUE

Nous nous sommes jusqu'ici bornés à une description exacte de chacune des coupes sans vouloir voir ce qui dans l'une, correspondait à l'autre. Nous allons entreprendre maintenant, un travail de synthèse et d'interprétation de ce que nous avons relevé et qui ne sera que la reconstitution des lamelles osseuses et des lignes de résistance. Trois schémas arriveront à ce but.

Mais ces diverses travées osseuses nous pouvons les ordonner et nous sommes amenés en synthétisant à proposer la systématisation suivante des diverses fibres concourrant à former l'extrémité inférieure du fémur.

Deux systèmes : 1. Commun à la diaphyse et à l'épiphyse. Je l'appellerai : Système *Diaphyso épiphysaire;*

2. Propre à l'épiphyse. Je l'appellerai : *Système épiphysaire.*

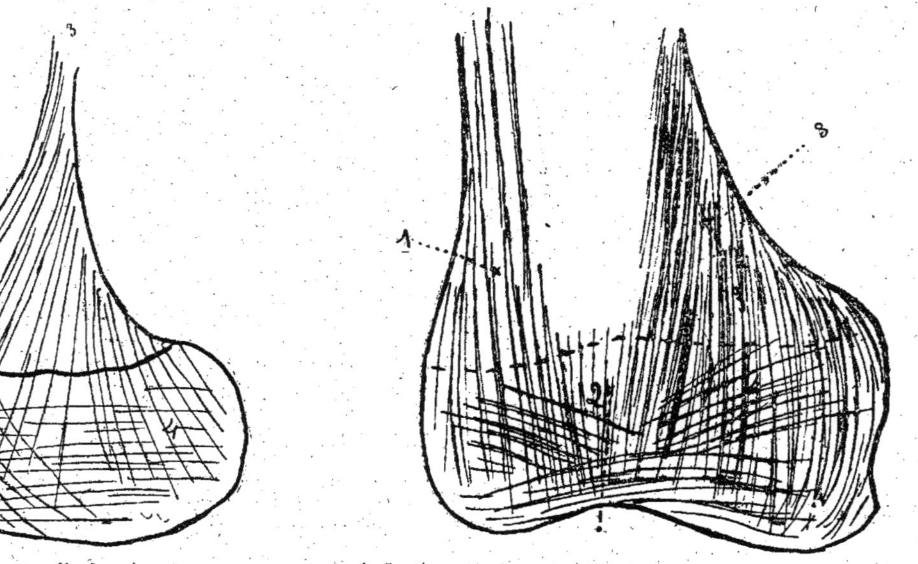

1. Fibres antéro-postérieures diaphysaires.
2, 3. Système diaphyso-épiphysaire portion moyenne.
4. Portion postérieure des fibres diaphyso épiphysaires moyennes postérieures venant en divergeant renforcer le condyle.

1. Système diaphyso-épyphysaire, portion externe.
2. Système diaphyso-épyphysaire portion interne.
3. Système diaphyso-épiphysaire portion interne.
4. Système épiphysaire propre, portion antérieure et portion postérieure (horizontales).

I. — SYSTÈME DIAPHYSO-ÉPIPHYSAIRE

Le système diaphyso-épiphysaire comprend :

portion externe ;
portion interne ;
portion moyenne.

I. — Portion externe : Naissent plus haut que les internes, descendent à peu près verticalement, s'implantent sur la surface articulaire, sont légèrement cintrées, d'autant plus qu'elles s'éloignent de l'axe.

II. — Portion interne : Naissent de moins haut, plus cintrées à concavité centrale, celles qui sont périphériques très courbes quelques-unes divergent, les plus centrales mêmes obliquent vers le condyle externe et la portion médiane de la trochlée.

III. — Portion moyenne : Comprend des fibres venues de la région diaphysaire.

a) Antérieures : Les plus hautes restent en avant, mais cela assez bas, d'où ne se voient pas sur une coupe haute, les autres s'incurvent et se dirigent en arrière, pour s'implanter sur la surface articulaire après avoir décrit des courbes à concavité postérieure.

b) Postérieures : Les plus hautes abandonnent la région postérieure et deviennent antérieures, pour aller aboutir normalement à la surface antérieure et trochléenne les plus basses, vont se perdre sur les faces

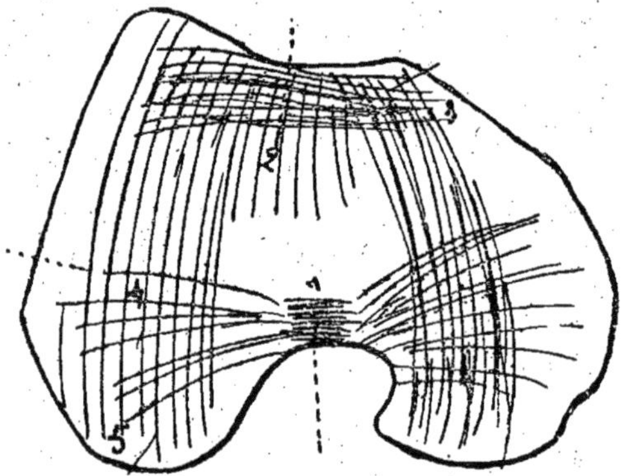

1. Noyau intercondylien.
2. Portion antérieure des fibres diaphyso-épyphysaires moyennes et postérieures.
3. Fibres épiphysaires sutturales.
4. Système diaphysaire rayonnant postérieur.
5. Fibres propres antéro-postérieures des condyles, fibres diaphyso-éphysaires médianes et postérieures qui ont divergé pour venir renforcer le condyle.

postéro latérales des condyles formant un vrai renforcement des fibres verticales internes et externes. Ce que l'on voit en *a)* et en *b)* ne sont que les fibres antérieures renforcées des postérieures de la région moyenne. Dans l'ensemble, ces fibres descendent de la diaphyse vers l'épiphyse, la ligne diaphyso-épiphysaire ne les interromps pas, elles se continuent fibre à fibre et cela, car elles s'organisent au cours du développement pour résister.

II. — Système épiphysaire propre

a) Fibres antéro-postérieures de chaque condyle formé par :

1° Fibres les plus antérieures du système diaphyso-épiphysaire qui s'incurvent, leur intersection avec les fibres horizontales, transversales à ce niveau, forme la zone aréolaire de Bourgery et Jacob ;

2° Fibres propres antéro-postérieures ;

3° Fibres qui ne sont que la section de la portion latérale interne et externe du système diaphyso-épiphysaire.

b) Fibres épiphysaires rayonnantes postérieures :

1° Système horizontal épiphysaire antérieur peu développé ;

2° Système épiphysaire horizontal et radié postérieur très marqué ; les fibres rayonnent d'un noyau intercondylien : ce sont des fibres à concavité postérieure très marquées à la partie moyenne et postérieure du condyle, mais non à la partie toute postérieure.

N. B. — Quant aux fibres que l'on voit sur les coupes occuper la région entre les deux zones condyliennes, c'est la section des fibres moyennes diaphyso-épiphysaire qui, de postérieurs sont devenus antérieurs.

Reconstruction typique des lamelles osseuses et des lignes de résistance.

De l'ensemble de nos recherches, en synthétisant, il résulte que de la diaphyse à l'épiphyse s'établissent des connexions lamellaires guidées seulement par le besoin de créer un os, de nature à résister aux forces verticales créées par la pesanteur et aux forces latérales créées par les contractions musculaires. La *nature n'a pas prévu qu'il faudrait résister à des traumatismes accidentels*. Mais, les traumatismes accidentels créent des perturbations qui se traduisent par une anatomie pathologique à laquelle n'est pas étrangère la faculté de résistance de l'os.

Sur ce système architectural synthétisant toutes les travées, nous appliquons sans idée préconçue, la série des traits de fracture dressées par les auteurs les plus divers.

Des déductions s'imposent, nous laissons parler les faits.

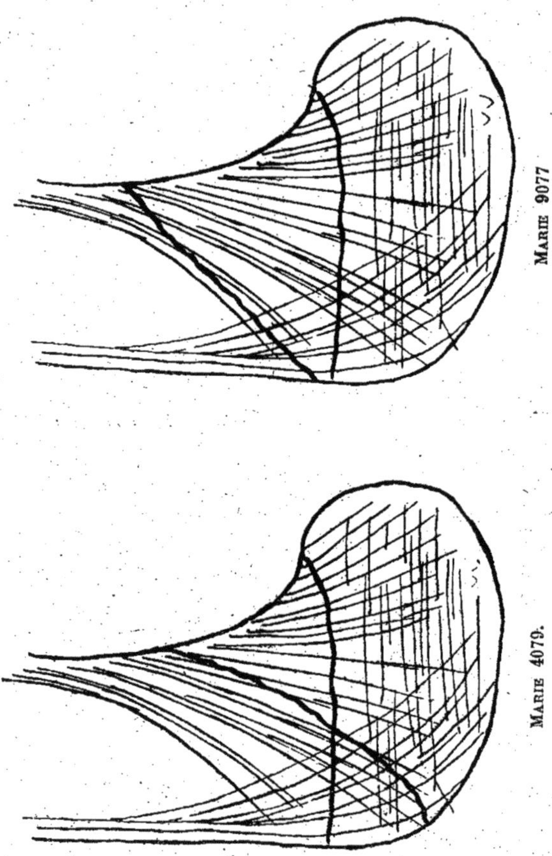

Marie 9077

Marie 4079.

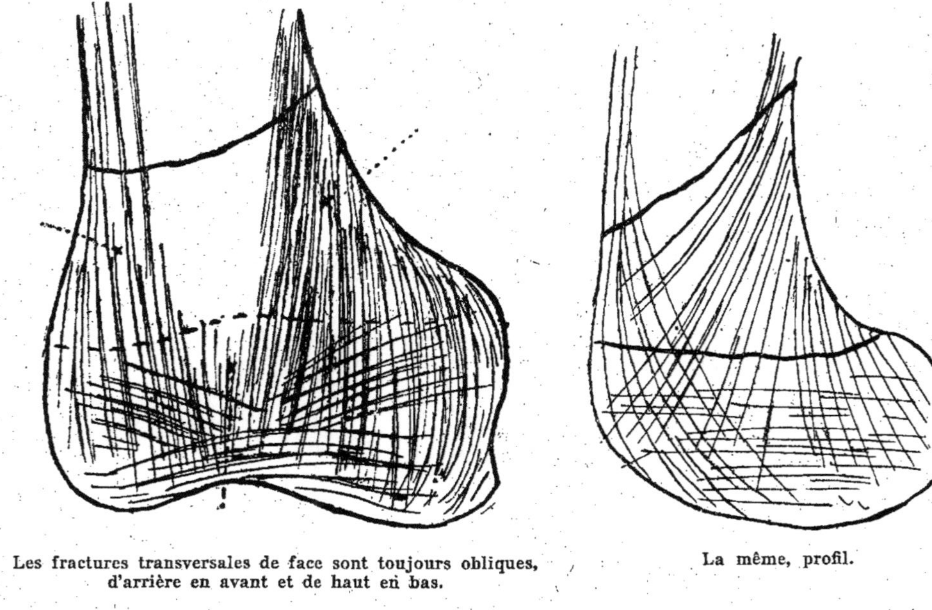

Les fractures transversales de face sont toujours obliques, d'arrière en avant et de haut en bas.

La même, profil.

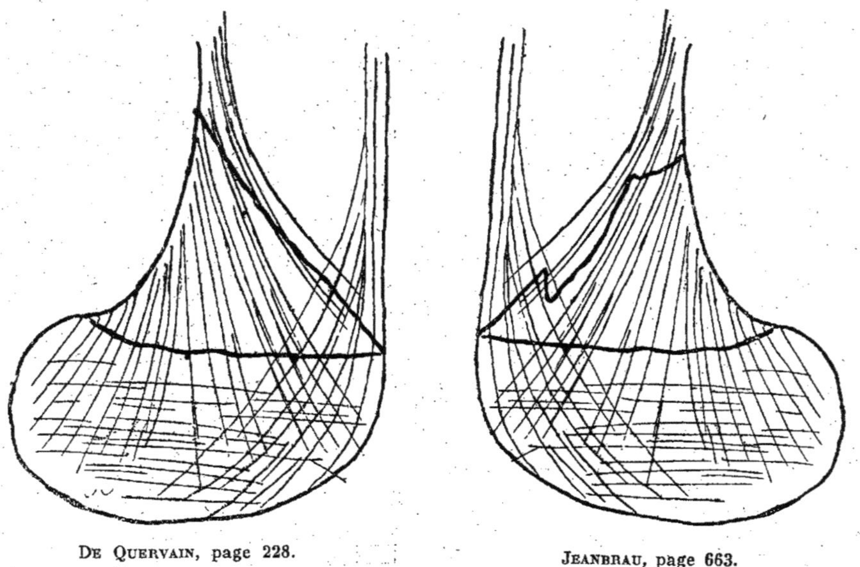

De Quervain, page 228. — Jeanbrau, page 663.

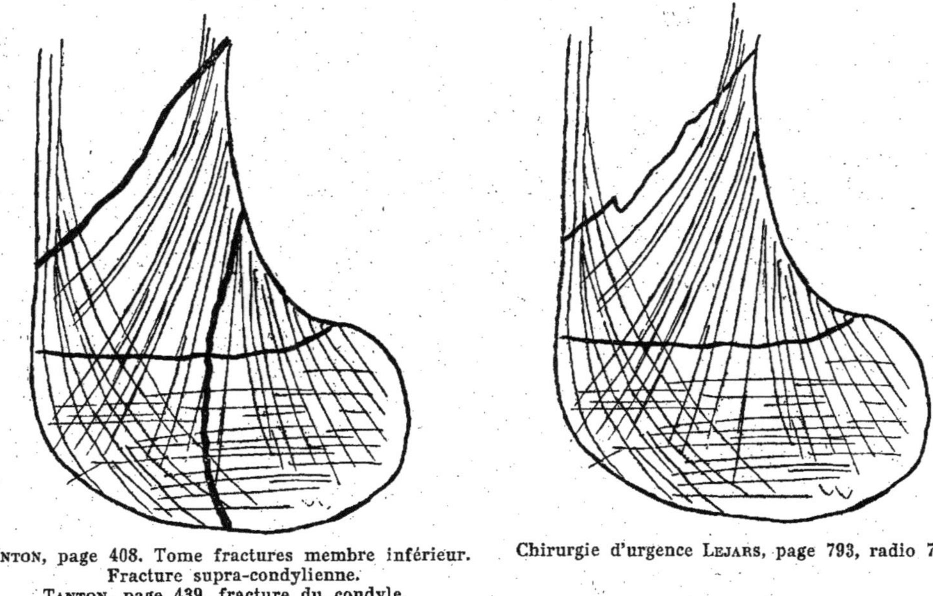

Tanton, page 408. Tome fractures membre inférieur.
Fracture supra-condylienne.
Tanton, page 439, fracture du condyle.

Chirurgie d'urgence Lejars, page 793, radio 794.

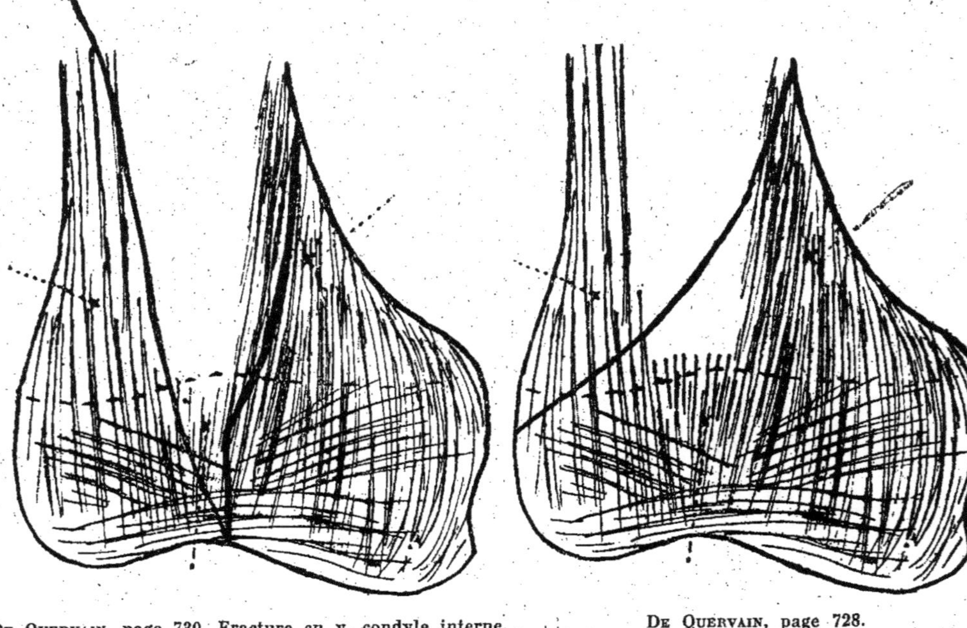

De Quervain, page 730. Fracture en y, condyle interne, trait moins haut, plus oblique. Condyle externe, trait vertical, plus haut.

De Quervain, page 728.

CONCLUSION

De notre étude il ressort :

1° Que l'on peut considérer l'extrémité inférieure du fémur comme constituée essentiellement par deux systèmes de fibres bien distincts :

1° Système diaphyso-épiphysaire comprenant :

a) fibres internes;

b) Fibres externes;

c) fibres moyennes dont les postérieures vont se diriger en avant pour venir résister au point d'appui de la rotule;

2° Système épiphysaire propre comprenant :

a) fibres horizontales antérieures peu développées;

b) fibres rayonnantes postérieures très marquées, renforçant les condyles, le transformant en un massif, plus compact et apte à être détaché d'un bloc sous l'action d'un traumatisme.

2° Que cette structure régit les traits de fracture qui suivent les travées osseuses et que, notamment, les traits de fracture suscondylienne sont obliques d'arrière en avant et de haut en bas, du fait des fibres moyennes diaphyso-épiphysaires postérieures, qui suivent cette direction, mais que ces travées osseuses ne peuvent guider un trait de fracture, que tout autant que la fracture se produit par choc indirect. Dans un écrasement par exemple, la structure disparaît cependant. on peut retrouver parfois des fragments séparés selon les lignes de force décrites plus haut.

Toulouse, libr.-imp. MARQUESTE, 7, rue Ozenne. — Tél. 15-54.

www.ingramcontent.com/pod-product-compliance
Ingram Content Group UK Ltd.
Pitfield, Milton Keynes, MK11 3LW, UK
UKHW022143170726
13837UKWH00004B/1757